BEI GRIN MACHT SICH IHR WISSEN BEZAHLT

AF156605

- Wir veröffentlichen Ihre Hausarbeit,
  Bachelor- und Masterarbeit

- Ihr eigenes eBook und Buch -
  weltweit in allen wichtigen Shops

- Verdienen Sie an jedem Verkauf

Jetzt bei www.GRIN.com hochladen und kostenlos publizieren

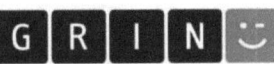

Betriebliches Gesundheitsmanagement und Belastungen in der Pflege-Residenz. Ein Beispiel aus Bayern

Felicia Ripsam

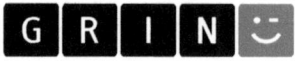

Bibliografische Information der Deutschen Nationalbibliothek:

Die Deutsche Nationalbibliothek verzeichnet diese Publikation in der Deutschen Nationalbibliografie; detaillierte bibliografische Daten sind im Internet über http://dnb.d-nb.de abrufbar.

ISBN: 9783346271013
Dieses Buch ist auch als E-Book erhältlich.

Druck und Bindung: Books on Demand GmbH, Norderstedt Germany
Gedruckt auf säurefreiem Papier aus verantwortungsvollen Quellen

Das vorliegende Werk wurde sorgfältig erarbeitet. Dennoch übernehmen Autoren und Verlag für die Richtigkeit von Angaben, Hinweisen, Links und Ratschlägen sowie eventuelle Druckfehler keine Haftung.

Das Buch bei GRIN: https://www.grin.com/document/940697

Deutsche Hochschule für
Prävention und Gesundheitsmanagement
Hermann Neuberger Sportschule 3
66123 Saarbrücken

Einsendeaufgabe

Name, Vorname: Ripsam, Felicia

Studienort: **Saarbrücken**

Inhaltsverzeichnis

1 Belastungen in der Pflege-Residenz

Die dargestellte Pflege-Residenz liegt in Bayern und umfasst zwei vollstationäre Pflegeeinrichtungen mit rund 270 Mitarbeitern. Versorgt werden hier Bewohner aller Pflegegrade sowie Menschen mit Demenz. Aufgrund der demographischen Entwicklung nimmt der Bedarf an intensiver Betreuung für Senioren stetig zu, darüber hinaus steigt zudem auch das Durchschnittsalter der Mitarbeiter (Kühn, 2017).

1.1 Belastungsfaktoren für die Berufsgruppe der Pflegefachkräfte

Die Zahl der Pflegebedürftigen wächst in Deutschland von Jahr zu Jahr rasant. Seit 1995 sind über 26.000 Dienste und Einrichtungen entstanden um die häusliche Pflege, sowie die Pflege im Heim sicherzustellen. Für die Pflege wird in Zukunft ein Wachstum vorhergesagt welches kaum in einem anderen Berufsfeld erwartet wird. Pflegekräfte arbeiten jetzt schon teilweise bis an die Grenze des Leistbaren. Doch die Anforderungen an die Pflegekräfte werden sich weiter erhöhen (Bundesministerium für Gesundheit, 2017). Im Folgenden werden drei zentrale Belastungsfaktoren für die Berufsgruppe der Pflegekräfte dargestellt.

1.1.1 Körperliche Belastungen

Die Erwerbstätigenbefragung der Bundesanstalt für Arbeitsschutz und Arbeitsmedizin (BAuA) und des Bundesinstituts für berufliche Bildung (BIBB) aus dem Jahr 2012 hat gezeigt, dass Pflegekräfte durch langes Stehen, schweres Heben und ungünstige Körperhaltungen besonders betroffen sind. Beschäftigte im Pflegebereich leiden vermehrt unter Rückenschmerzen und Beschwerden im Nacken- und Schulterbereich, durch das Heben von schweren Lasten oder einseitiger körperlicher Belastung (Bundesanstalt für Arbeitsschutz und Arbeitsmedizin, 2014).

1.1.2 Seelische und emotionale Belastungen

Pflegekräfte sind im Arbeitsalltag häufig emotionalen Belastungen ausgesetzt wie Abschied, Leid, Tod und Trauer. Eine Studie des Wissenschaftlichen Instituts der AOK (WIdO) hat herausgefunden, dass Mitarbeiter in der Pflege mit deutlich mehr Verantwortung, ständiger Aufmerksamkeit sowie Leistungsdruck konfrontiert sind als Beschäftigte in anderen Berufen. Darunter fällt beispielsweise die Arbeit mit demenziell erkrankten Heimbewohnern oder Angehörigen, die sehr hohe Ansprüche an die Versorgung ihrer Verwandten stellen, welche die Pflegekräfte unter dem Arbeitsdruck teilweise nicht erfüllen können (Wissenschaftliches Institut der AOK, 2019b).

1.1.3 Zeitliche Anforderung

Ein weiterer Belastungsfaktor sind die zeitlichen Anforderungen an die Pflegekräfte. Vor allem die Schichtarbeit ist weit verbreitet und stellt für viele eine große Herausforderung dar. Nachtarbeit, sowie Wochenend- und Feiertagsschichten sind in der Pflege nicht wegzudenken (Bundesministerium für Gesundheit, 2017). Nicht selten kommt es aufgrund der hohen Arbeitsbelastung zu Pausenausfällen. Durch den fortschreitenden demographischen Wandel wird der Bedarf an Pflegekräften weiterhin steigen, wo doch schon seit einigen Jahren von einem Fachkräftemangel in der Pflege gesprochen wird (Bundesanstalt für Arbeitsschutz und Arbeitsmedizin, 2014, S. 1 f.).

1.2 Belastung als Überbeanspruchung oder als Herausforderung

Ob Belastungen bei Individuen als gesunderhaltende Herausforderung oder als krankmachende Überbeanspruchung eingestuft werden, kommt auf die individuellen Fähigkeiten und Fertigkeiten, den Gesundheitszustand, sowie den Bewältigungsstrategien jedes Einzelnen an. Deutlich wird diese Thematik anhand des Belastungs- und Beanspruchungsmodell (DHfPG, 2020, S.133). Dieses untersucht den Zusammenhang zwischen beruflicher Aktivität und deren Auswirkung auf die Gesundheit, indem davon ausgegangen wird, dass situative Faktoren wie Dauer und Umgebungseinflüsse Auswirkungen auf die Arbeitsschwere haben und eine Belastung hervorrufen können. Diese Belastung führt zu einer Aktivität, welche durch emotionale und sonstige leistungsbestimmende Komponenten beeinflusst wird. Die Aktivität führt dann zu einer

Beanspruchung auf welche der Beschäftigte dann entweder in Form von Anpassung oder Funktionsminderung reagiert (Rohmert & Rutenfranz, 1975, S.8).

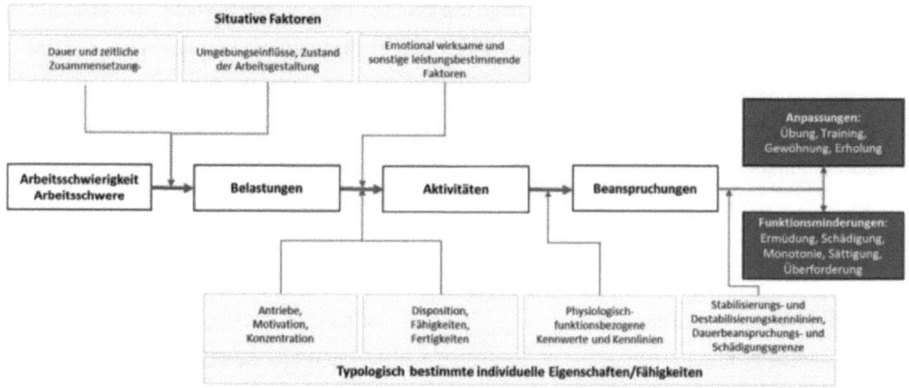

Abb. 1: Belastungs-Beanspruchungs-Konzept für menschliche Tätigkeiten (DHfPG, 2020, S. 98)

Eine Arbeitstätigkeit wird nach vier Ebenen bewertet: Ausführbarkeit, Erträglichkeit, Zumutbarkeit und Zufriedenheit. Die Ausführbarkeit sagt aus, ob die jeweilige Leistungsfähigkeit des Individuums ausreicht, um die Belastung zu bewältigen. Die Beurteilung der Ausführbarkeit ist nur auf kurze Dauer beschränkt. Die Erträglichkeit wird erreicht, wenn es sich um eine längere Ausführung handelt. Die Bewertungsebene der Zumutbarkeit ist im Gegensatz zu den schon genannten Ebenen nicht objektiv bewertbar. Sie unterliegt gesellschaftlichen Einflüssen. Bei der Zufriedenheit handelt es sich um eine subjektive Wahrnehmung, welche die Möglichkeit einer positiven Bewertung bietet (Rohmert & Rutenfranz, 1975, S.8).

1.2.1 Körperliche Aktivität als Herausforderung oder Überbeanspruchung

Körperliche Aktivität im Berufsalltag kann als gesund erhaltende Herausforderung gezählt werden. Pflegekräfte sind in ihrem Beruf körperlichen Belastungen sehr stark ausgesetzt: Durch die Versorgung der Patienten wie Waschen, Essen anreichen, Wundversorgung etc. sind sie ständig in Bewegung und weisen daher nicht die Beschwerden auf, die in einem typischen Büroalltag durch zu vieles Sitzen verursacht werden. Natürlich sind auch hier die individuellen Ressourcen zu beachten, da jeder Mensch eine körperliche Belastung unterschiedlich empfindet und diese von seiner körperlichen Konstitution abhängig ist. Diese Belastung ist darüber hinaus auch von den Arbeitsbedingungen (Dauer der Belastung) sowie von den Eigenschaften des Patienten (Körpergewicht und Beweglichkeit) abhängig. Sind die individuellen Ressourcen nicht ausreichend vorhanden und die Arbeitsbedingungen führen zu einer dauerhaften Belastung welche noch durch stark pflegebedürftige Bewohner zusätzlich erschwert werden, entsteht eine Beanspruchung die zu einem körperlichen Leiden der Pflegekraft führen kann und letztendlich zu einer Funktionsminderung.

1.2.2 Verantwortung als Herausforderung oder Überbeanspruchung

Trägt ein Mitarbeiter viel Verantwortung dann kann dies als Wertschätzung und Anerkennung angesehen werden. Sieht die Pflegekraft die Verantwortung als positive Herausforderung an, wird sie sich dieser anpassen. Aufgrund der vorhandenen Ressourcen wie den persönlichen Fähigkeiten oder der Umgang mit Stresssituationen, dem Umfang und Dauer der Verantwortung und den Arbeitsbedingungen kann es jedoch auch zu einer Funktionsminderung der Pflegekraft führen, statt zu einer wie oben beschriebenen Anpassung.

2 Handlungsansätze und Formulierung der Zielsetzung

Die Einführung eines betrieblichen Gesundheitsmanagements soll einerseits das Wohlbefinden und das Gesundheitsverhalten der Mitarbeiter verbessern sowie andererseits Belastungen reduzieren. Gesunde und zufriedene Mitarbeiter tragen langfristig zur Profitabilität und Wettbewerbsfähigkeit eines Unternehmens bei (Kaminski, 2013). Nachfolgend sind die relevantesten drei Handlungsansätze für die Pflege-Residenz aufgeführt welche zusätzlich nach Priorität geordnet sind.

2.1 Handlungsansatz A

In der Pflege-Residenz wurde bisher keine Gefährdungsbeurteilung psychischer Belastungen durchgeführt. Seit 2013 fordert das Arbeitsschutzgesetz jedoch explizit die Berücksichtigung der psychischen Belastung in der Gefährdungsbeurteilung, d.h. alle Unternehmen müssen Gefährdungen für Ihre Mitarbeiter ermitteln, die sich aus der psychischen Belastung bei der Arbeit ergeben (Bundesministerium für Arbeit und Soziales, 2020). Daher sollte der erste Handlungs-ansatz die Durchführung einer Gefährdungsbeurteilung psychischer Belastungen sein.

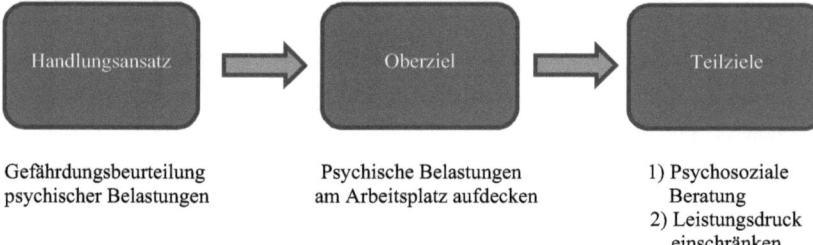

| Gefährdungsbeurteilung psychischer Belastungen | Psychische Belastungen am Arbeitsplatz aufdecken | 1) Psychosoziale Beratung 2) Leistungsdruck einschränken |

Abb. 2: Handlungsansatz A mit Oberziel und Teilzielen (eigene Darstellung)

Die Abbildung zeigt den Handlungsansatz, aus dem sich das Oberziel und die Teilziele ableiten. Das Oberziel ist es, die psychischen Belastungen am Arbeitsplatz aufzudecken und anzugehen. Im nächsten Schritt sollten die Teilziele umgesetzt werden, indem geeignete Maßnahmen ein-geführt werden. Der von den Pflegern bisher bemängelte Leistungsdruck sollte im Zuge dessen auch angegangen werden.

2.2 Handlungsansatz B

Der zweite Handlungsansatz sollte die Reduzierung der körperlichen Belastungen der Pfleger beim Lagern und Händeln der Bewohner sein. Wie unter 1.1.1 beschrieben, sind Pflegekräfte durch langes Stehen, schweres Heben und ungünstige Körperhaltungen besonders betroffen (Bundesanstalt für Arbeitsschutz und Arbeitsmedizin, 2014). Durch die Umsetzung dieses Handlungsansatzes, kann möglicherweise auch der hohe Krankenstand gesenkt werden. Maß-nahmen zur Erhaltung und Verbesserung der Gesundheit führen zu einer Reduzierung der be-trieblichen Krankheitskosten (Kramer, Sockoll & Bödeker, 2009, S. 65 ff.).

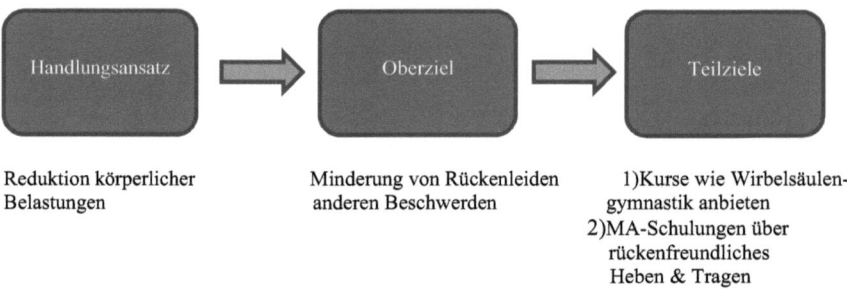

| Reduktion körperlicher Belastungen | Minderung von Rückenleiden anderen Beschwerden | 1)Kurse wie Wirbelsäulen-gymnastik anbieten 2)MA-Schulungen über rückenfreundliches Heben & Tragen |

Abb. 3: Handlungsansatz B mit Oberziel und Teilzielen (eigene Darstellung)

Die Abbildung zeigt den Handlungsansatz „Reduktion körperlicher Belastungen", mit dem Oberziel, die körperlichen Beschwerden zu lindern, indem Kurse wie Wirbelsäulengymnastik oder Mitarbeiter-Schulungen angeboten werden, die die Rückenmuskulatur stärken, sowie den richtigen Umgang mit schwerem Heben oder Tragen aufzeigen und somit die Mitarbeiter schulen sollen, wie sie Bewohner richtig lagern ohne ihren Körper einer starken Belastung zu unterziehen.

2.3 Handlungsansatz C

Ein weiterer Handlungsbedarf besteht in der Problematik zwischen den Pflegefachkräften und den Pflegedienstleitungen. Die Pflegekräfte berichten auch hier von Termin- und Leistungsdruck. Führungskräfte sind jedoch verpflichtet, für sichere Arbeitsbedingungen sowie für die Gesundheit der Mitarbeiter Sorge zu tragen (DHfPG, 2020, S. 213). Für Mitarbeiter ist es besonders wichtig, dass sie bei Problemen Unterstützung von ihren Vorgesetzten bekommen. Führungskräfte sollten daher auch ein Ansprechpartner sein, mit welchem man Probleme gemeinsam erörtern kann und welche eindeutige Rückmeldung zur Lösung des Problems geben. Insgesamt sollte man sich also auf seinen Vorgesetzten verlassen können. Diese Art der Führung wirkt sich darauf aus, ob Mitarbeiter veränderte Anforderungen als Herausforderung annehmen oder als Überforderung sehen und scheitern. Eine langfristige Überforderung kann gesundheitliche Folgen nach sich ziehen. Doch jede Führungskraft kann lernen im alltäglichen Führungsverhalten die Gesundheit der Beschäftigten zu berücksichtigen (Techniker Krankenkasse, 2020).

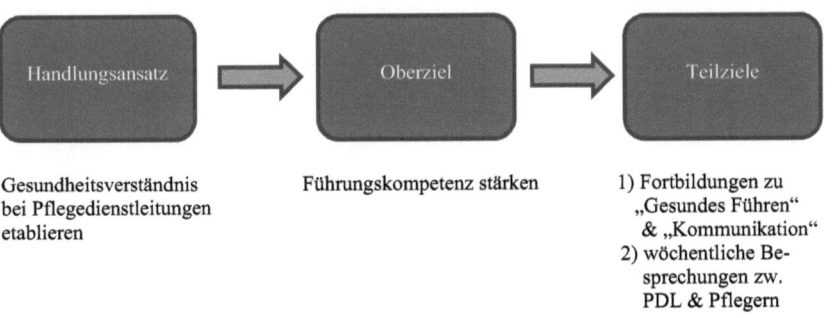

Abb. 4: Handlungsansatz C mit Oberziel und Teilzielen (eigene Darstellung)

Um die Führungskompetenz zu stärken und die Probleme zwischen den Pflegern und den Pflegedienstleitungen zu beseitigen, sollte ein Gesundheitsverständnis bei den Pflegedienstleitungen etabliert werden. Dazu sollten ab sofort verpflichtende Fortbildungen für die Pflegedienstleitungen zum Thema „Gesundes Führen" und „Kommunikation bei Überforderung" eingeführt werden. Darüber hinaus sollte ein wöchentlicher „Jour Fix" zwischen der Pflegedienstleitung und den Pflegekräften eingeführt werden, indem Probleme und Konflikte offen angesprochen werden.

3 Konzeption und Planung des BGM-Projekts

3.1 Erstellung des BGM-Konzepts

Im Folgenden werden die nächsten sechs Schritte für das BGM-Konzept in der Pflege-Residenz evaluiert und dem 6-Phasen-Modell der DHfPG zugeordnet. Dieses beginnt mit der Phase der Bedarfsbestimmung, hier werden die Beweggründe, die Projektplanung sowie die Zielsetzung festgelegt. Im nächsten Schritt wird die Unternehmenssituation analysiert, indem beispielsweise Mitarbeiterbefragungen durchgeführt werden. Anschließend folgt die Interventionsplanung, aus der sich die Interventionen wie Gesundheitskurse, Führungskräftetrainings, Vorsorgeuntersuchungen uvm. ableiten. Nach Umsetzung der Interventionen wird in der Evaluation beurteilt, welche Effekte die Maßnahmen auf die Gesundheit der Mitarbeiter haben. Um ein BGM nachhaltig zu etablieren, sollte es in die Unternehmenskultur integriert werden sowie Steuerungsinstrumente zur permanenten Erfolgskontrolle entwickelt werden (DHfPG, 2020b, S. 197f.) Im Folgenden werden in chronologischer Reihenfolge die sechs nächsten Schritte für das BGM-Konzept in der Pflege-Residenz aufgezeigt und der jeweiligen Phase des 6-Phasen-Modells zugeordnet.

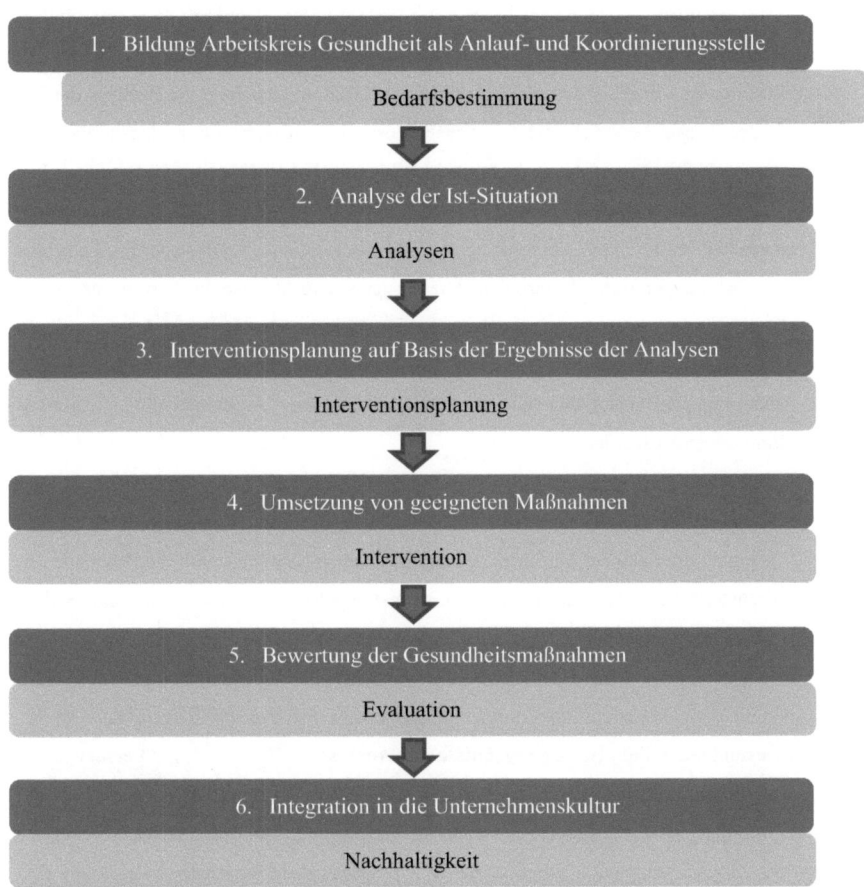

| 1. Bildung Arbeitskreis Gesundheit als Anlauf- und Koordinierungsstelle |
| Bedarfsbestimmung |

| 2. Analyse der Ist-Situation |
| Analysen |

| 3. Interventionsplanung auf Basis der Ergebnisse der Analysen |
| Interventionsplanung |

| 4. Umsetzung von geeigneten Maßnahmen |
| Intervention |

| 5. Bewertung der Gesundheitsmaßnahmen |
| Evaluation |

| 6. Integration in die Unternehmenskultur |
| Nachhaltigkeit |

Abb. 5: Schritte des BGM-Konzepts in der Pflege-Residenz (eigene Darstellung)

Der erste Schritt zum Aufbau eines BGM-Konzepts in der Pflege-Residenz ist die Bildung eines Arbeitskreis Gesundheit. Hier sollte die Residenzleitung, der Betriebsrat, die Pflegedienstleitung, eine Vertretung der Pflegekräfte sowie der Betriebsarzt (falls vorhanden) vertreten sein. Der Arbeitskreis Gesundheit übernimmt die Projektplanung sowie die Steuerung und Überwachung des gesamten Projekts. Konkret bedeutet dies die Planung des genauen Projekts und deren Zielsetzung: Umsetzung der Gesundheitsanalyse, Entwicklung und Durchführung der Maßnahmen sowie deren Evaluation. Im Rahmen eines Strategieworkshops können die Ziele zur Verbesserung der Gesundheit der Pflegekräfte zwischen den Akteuren diskutiert und festgelegt werden. Zielkennzahlen können beispielsweise die Reduktion der Krankheitstage sein. Stehen die Ziele fest, erfolgt die Planung des Projekts sowie dessen Umsetzung.

Nach der Festsetzung der Ziele durch den Arbeitskreis Gesundheit erfolgt die Analyse der Ist-Situation in der Pflege-Residenz. Hier werden Faktoren identifiziert, die die Gesundheit der Beschäftigten beeinflussen und damit die Ursache bilden für hohe Fehlzeiten und geringes Engagement. Konkret bedeutet dies für die Pflege-Residenz die Analyse des überdurchschnittlich hohen Krankenstandes durch die Auswertung der Fehlzeitenstatistik, Analyse der Probleme mit den Pflegedienstleitungen durch Mitarbeiterbefragungen sowie Analyse des Termin- und Leistungsdrucks durch Interviews am Arbeitsplatz. Zur Bewältigung der Herausforderungen durch den demografischen Wandel sollten außerdem mehrere Analyseinstrumente (Mitarbeiterbefragungen, Auswertung der Gesundheitsberichte der Krankenkassen, Arbeitsplatzbegehungen) in Kombination verwendet werden.

In der Phase der Interventionsplanung wird aus den Ergebnissen der Analysen die weitere Vorgehensweise abgeleitet. Für die Pflege-Residenz bedeutet dies, die Ergebnisse der Analysen auszuwerten um so die Faktoren zu finden, die für den hohen Krankenstand, die Probleme mit den Pflegedienstleitungen und den Termin- und Leistungsdruck verantwortlich sind. Stehen diese fest, müssen die passenden Maßnahmen festgelegt werden. Diese Entscheidungen sollten besonders sorgfältig getroffen werden, denn falsche Rückschlüsse aus den Analysen lassen Interventionen nicht zielführend wirken und somit bleiben die angestrebten Effekte aus. Der Arbeitskreis Gesundheit sollte also die Ergebnisse der Analysen sehr sorgfältig untersuchen um dann die passenden Maßnahmen abzuleiten. Konkret bedeutet dies für die Pflege-Residenz wie oben beschrieben: Maßnahmen einzuführen um mit psychischen Belastungen am Arbeitsplatz umgehen zu können. Anbieten würde sich hier eine psychosoziale Beratungsstelle, an die sich Mitarbeiter jederzeit wenden können um unter anderem den Umgang mit Termin- und Leistungsdruck zu erlernen. Zur Reduktion von körperlichen Belastungen vor allem im Rückenbereich können Gesundheitskurse für Pflegekräfte angeboten werden, wie Rückenschulungen, Wirbelsäulengymnastik oder Bezuschussungen von Mitgliedschaften in Fitnessstudios. In Kooperation mit den Krankenkassen können verschiedene Gesundheitstage angeboten werden. Dort sollen die Pflegekräfte gezielt im richtigen Heben und Tragen von schweren Lasten geschult werden, um künftig verschiedene Techniken im Umgang mit Bewohnern zu lernen. Darüber hinaus sollten für die Pflegedienstleitungen verpflichtende Schulungen rund um das Thema „Gesundes Führen" eingeführt werden, um deren Gesundheitsverständnis zu stärken. In diesem Zusammenhang sollten die Probleme mit den Pflegefachkräften angesprochen werden, die auf einer Überbeanspruchung beruhen.

Um eine erfolgreiche Umsetzung der Maßnahmen zu gewährleisten, sollten einige organisatorische Strukturen berücksichtigt werden. Beispielsweise Urlaub- und Ferienzeiten, Arbeitszeiten, Verfügbarkeiten der Mitarbeiter, Umsetzung der Maßnahmen innerhalb oder außerhalb der Arbeitszeiten sowie innerhalb oder außerhalb der Pflege-Residenz.

In der Phase der Evaluation sollen die gesundheitlichen Effekte der Maßnahmen gemessen werden. Dabei muss berücksichtigt werden, welche Veränderungen in welchen Zeitabständen möglich sind. Die gesundheitlichen Effekte eines BGM-Konzepts auf den Krankenstand lassen sich in der Regel erst nach zwei bis drei Jahren verzeichnen. Wobei Auswirkungen von Gesundheitsmaßnahmen auf die körperliche und psychische Belastbarkeit schon nach wenigen Wochen zu sehen sind. Auch die Effekte der Stärkung der Gesundheitskompetenz bei den Pflegedienstleitungen durch verschiedene Fortbildungen sollten sich bereits nach wenigen Wochen abbilden lassen.

Um das BGM-Konzept nachhaltig aufrecht zu erhalten, sollte es in die Unternehmenskultur integriert werden. Hierfür sollten die Gesundheitsmaßnahmen regelmäßig durchgeführt werden sowie die Unternehmensstrukturen an eine gesundheitsorientierte Führung angepasst werden. Daher sollte es in der Pflege-Residenz dauerhaft Rückenkurse, Bezuschussungen für eine Mitgliedschaft im Fitnessstudio, Schulungen zum richtigen Heben und Tragen von schweren Lasten geben. Auch Schulungen zum Thema „Gesund Führen" sollten weiterhin auf der Tagesordnung stehen sowie der regelmäßige Austausch über Probleme zwischen Pflegern und Pflegedienstleitungen. Eine psychosoziale Beratungsstelle sollte fest in die Unternehmensstruktur verankert werden.

3.2 Zentrale Erfolgsfaktoren

3.2.1 BGM als Führungsaufgabe

Das Führungsverhalten der Vorgesetzten hat einen Einfluss auf die Gesundheit der Beschäftigten, allein die soziale Unterstützung von Vorgesetzten bildet eine zentrale Gesundheitsressource. Die folgende Abbildung zeigt die Zusammenhänge vom Führungsverhalten auf den Gesundheitszustand der Beschäftigten und damit auch auf die Anwesenheit und Leistungsfähigkeit.

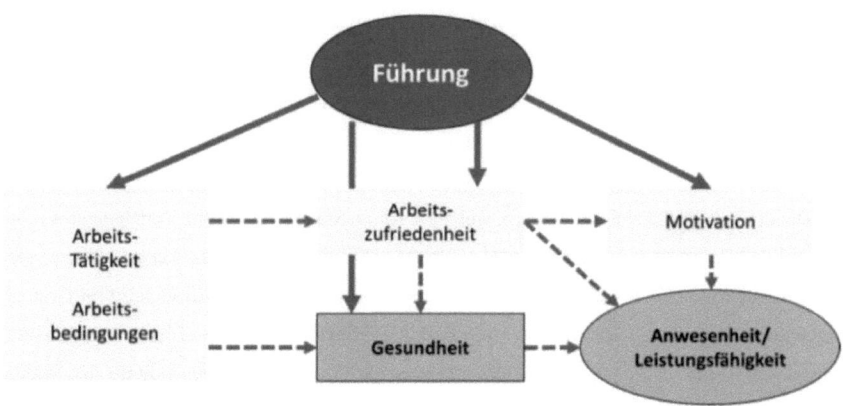

Abb. 6: Wirkungen von Führungshandeln auf die Gesundheit (Gunkel, 2004, S. 108)

Führungskräfte nehmen durch ihre Entscheidungen Einfluss auf die Arbeitstätigkeit und die Arbeitsbedingungen der Beschäftigten. Hierbei beeinflusst ihr Führungsstil die Arbeitszufriedenheit und die Motivation der Beschäftigten und dadurch die Gesundheit, Anwesenheit und Leistungsfähigkeit der Mitarbeiter (DHfPG, 2020, S. 167).

Um ein BGM zu implementieren und durchzuführen erfordert es die Einbindung und Rückendeckung der Führungspersonen. Vorgesetzte beeinflussen mit ihrem Führungsverhalten die psychische Gesundheit sowie das Wohlbefinden der Mitarbeiter. Sie sollten darauf achten, dass die Belastungen und Anforderungen der Arbeit der Leistungsfähigkeit und den Bewältigungsmöglichkeiten der Beschäftigten entsprechen. Um eine Vorbildfunktion gegenüber den Beschäftigten zu sein, müssen Führungskräfte aktiv in die Thematik „Gesund führen" eingebunden werden. Ein gesundes Führungsverhalten sorgt präventiv für die Erhaltung der psychischen und physischen Gesundheit der Beschäftigten. Daher sollten Führungspersonen umfassend geschult werden um ein Gesundheitsverständnis zu erlangen. Für die Pflege-Residenz bedeutet dies, dass die Pflegedienstleitungen verpflichtende Fortbildungen zu folgenden Themen erhalten sollten: Gesunde Arbeitsplatzgestaltung, Organisation von Lernumwelten, Umgang mit Konflikten, Beratung von Mitarbeitern bei Über- und Unterforderung, Anreize und Erfolgserlebnisse schaffen, Orientierung in einer komplexen Arbeitswelt geben, Verbesserungsvorschläge annehmen können und letztendlich Lern- und Entwicklungsmöglichkeiten bieten. Im Gegensatz dazu sollten unklare Aufgabenstellungen, zu wenig oder keine Rückmeldung zu Arbeitsergebnissen sowie Zeit- und Leistungsdruck vermieden werden (AOK-Bundesverband, 2015, S. 13).

13

3.2.2 Partizipation

Ein weiterer Erfolgsfaktor für die Implementierung eines nachhaltigen BGM ist die Notwendigkeit, die Beschäftigten in alle Projekte, Planungen, Maßnahmen und Entscheidungen mit einzubeziehen. Im betrieblichen Alltag wird sich ein mitarbeiterorientiertes Handeln auf die Motivation der Mitarbeiter und damit als Gesamtnutzen für das Unternehmen auswirken. Die Befähigung der Beschäftigten, d.h. die Praktizierung eines Bottom-Up-Ansatzes führt zu der gewünschten Organisationsentwicklung. Hierbei ist es wichtig, dass die Mitarbeiter aktiv am gesamten BGM beteiligt werden und zu einem gesundheitsförderlichen Verhalten befähigt werden. Eine abwechslungsreiche Arbeit, deren Ablauf und Einteilung von den Beschäftigten selbst gestaltet werden kann, wirkt sich fördernd auf die Gesundheit aus. Je größer die eingeräumten Partizipations- und Einflussmöglichkeiten der Beschäftigten sind, umso einen positiveren Effekt hat dies auf die Gesundheit der Beschäftigten. Die Einbeziehung der Mitarbeiter ist Aufgabe der Führungsebene. Der direkte Vorgesetzte hat durch Anerkennung, Wertschätzung, Teamarbeit und kooperative Führung einen Einfluss auf das Gesundheitsverhalten der Mitarbeiter (Kiesche, 2013, S. 41-43). In der Pflege-Residenz sollen in den wöchentlichen Meetings zwischen den Pflegedienstleitungen und den Pflegern die aktuellen Belastungen im Alltag angesprochen werden. Hier sollen vor allem Änderungs- bzw. Verbesserungsvorschläge der Pfleger diskutiert und umgesetzt werden, um diesen die Arbeit zu erleichtern und den Leistungsdruck zu nehmen. Um die Beschäftigten zu einem gesundheitsförderlichen Verhalten zu befähigen, bekommen sie Schulungen zu den Themen „rückenfreundliches Tragen und Heben" sowie „Rückenbeschwerden lindern".

3.2.3 Kontinuierlicher Verbesserungsprozess

Durch die Einführung eines BGM als Projekt werden Erfahrungen gesammelt, die über deren Fortführung entscheiden. Die ständige Bewertung dieses Projekts führt zu einem Erkenntnisgewinn und dadurch zu einem kontinuierlichen Verbesserungsprozess. Dieser ist Bestandteil des Qualitätsmanagements und basiert auf dem PDCA-Zyklus. Nur durch eine prozessorientierte Vorgehensweise mit Zielsetzung, Planung und Kontrolle, kann die gewünschte Qualität eines BGM erreicht werden. Diese wird durch einen kontinuierlichen Verbesserungsprozess gesichert, da sich die Anforderungen an ein BGM von Jahr zu Jahr verändern (DHfPG, 2020, S. 173f.). In der Pflege-Residenz werden jährliche Mitarbeiterbefragungen durchgeführt, um die BGM-Maßnahmen kontinuierlich an die Bedürfnisse der Mitarbeiter anzupassen.

4 Entwicklung eines Fragebogens

4.1 Auswahl und Formulierung der Items

Bei der Erstellung eines Fragebogens zur Erfassung der Belastungsfaktoren der Pflegekräfte, wurde auf den COPSOQ-Fragebogen (FFAW, 2019) und den WIdO-Fragebogen (Zok, 2010, S. 116 ff.) zurückgegriffen. Die Items wurden den Merkmalsbereichen physische Belastung, Arbeitsorganisation und Arbeitsumgebung/ Arbeitsumweltfaktoren zugeordnet.

1. Durch welche der folgenden Faktoren fühlen Sie sich am Arbeitsplatz belastet?	trifft voll zu	trifft zu	trifft nicht zu	trifft garnicht zu
Heben und Tragen von schweren Lasten *(Männer: mehr als 20 kg, Frauen: mehr als 10 kg)*				
Schieben oder Ziehen von schweren Gegenständen *(Männer: mehr als 20 kg, Frauen: mehr als 10 kg)*				
Überbeanspruchung der Rückenmuskulatur				
Arbeiten mit zur Seite gedrehtem Oberkörper				
Arbeiten mit erhobenen Armen (Überkopfarbeit)				
Wiederholte Bewegungsabläufe				
Bewegungsmangel bei der Arbeit				
beengte Platzverhältnisse				
Psychische Belastungen				
ständiges Stehen				
körperlich schwere Arbeit				

2. Hatten Sie in den letzten 12 Monaten folgende Beschwerden?

	Sehr häufig	häufig	manchmal	selten	nie
Rückenschmerzen					
Gelenkschmerzen					
Kreislaufstörungen					
Schlafstörungen					
Kopfschmerzen					
Muskelkrämpe					
Müdigkeit/ Erschöpfung					
Psychische Beschwerden					

3. Sind oder waren Sie (falls Beschwerden vorhanden) in ärztlicher Behandlung?

ja   nein

4. Wünschen Sie sich verbesserte Arbeitsplatzbedingungen?

ja   nein

5. Können veränderte Arbeitsplatzbedingungen Ihre Beschwerden lindern?

ja   zum Teil   eher nicht   nein

6. Sind Sie der Meinung, dass der Arbeitsablauf/ die Arbeitsorganisation in Ihrer Abteilung im Betrieb effektiv ist?

ja   nein

6.1. Wenn nein, wo sehen Sie Verbesserungsbedarf?

_____

7. Ist nach Ihrer Meinung Ihre Station/ Schicht ausreichend besetzt?

immer

häufig

gelegentlich

selten

nie

8. Die folgenden Fragen betreffen die Anforderungen Ihrer Arbeit

	immer	oft	manchmal	selten	nie
Fühlen Sie sich überfordert?					
Verspüren Sie einen hohen Leistungs-druck?					
Können Sie Ihren Aufgaben in der Ar-beitszeit gerecht werden?					
Kommen Sie mit Ihrer Arbeit in Rück-stand?					
Müssen Sie Überstunden leisten?					
Fühlen Sie sich psychisch überfordert?					

9. Die folgenden Fragen betreffen Ihr Verhältnis zu Ihrem Vorgesetzten

	immer	oft	manchmal	selten	nie
Wie oft erhalten Sie Unterstützung von Ihrem Vorgesetzen?					
Geht Ihr Vorgesetzte auf Verbesserungsvorschläge ein?					
Können Sie mit Ihrem Vorgesetzten über Probleme bei der Arbeit sprechen?					
Können Sie bei privaten Problemen auf Rücksichtnahme Ihres Vorgesetzten zählen?					
Bekommen Sie Feedbackgespräche von Ihrem Vorgesetzten?					
Empfinden Sie ein gutes Arbeitsverhältnis gegenüber Ihrem Vorgesetzten?					
Empfinden Sie allgemein eine gute Arbeitsatmosphäre auf Ihrer Station?					
Haben Sie das Gefühl Sie werden gemobbt oder schikaniert von Ihrem Vorgesetzten?					

10. Was schlagen Sie zur Verbesserung Ihrer gesundheitlichen Situation am Arbeitsplatz vor?

_____

_____

_____

_____

_____

_____

_____

_____

_____

11. Welches Geschlecht haben Sie?

männlich   weiblich   divers

12. Wie alt sind Sie?

bis 24 Jahre   25-34 Jahre   35-44 Jahre

45-54 Jahre   55 Jahre und älter

4.2 Begründung des Fragebogenaufbaus

Der Aufbau des Fragebogens geht auf die physischen Belastungen, die Arbeitsorganisation und die Arbeitsumgebung, die sich in einer Pflege-Residenz wiederfinden können. Die physischen Belastungen nehmen Bezug auf den körperlichen Umgang der Pflegekräfte mit den Bewohnern, d.h. bspw. das Heben und Tragen von schweren Lasten wie das Waschen und Lagern der Bewohner. Die Arbeitsorganisation wird anhand der zeitlichen Komponente bzw. des daraus resultierenden Leistungsdrucks gemessen. Die Arbeitsumgebung bezieht sich auf die von den Pflegekräften kommunizierten Probleme mit den Pflegedienstleitungen. Darüber hinaus wird gegen Ende des Fragebogens konkret die Frage gestellt was zur Verbesserung der gesundheitlichen Situation am Arbeitsplatz helfen würde. Hier kann die Pflegekraft selbst das Wort ergreifen und hat Freiraum um sich die Verbesserungsvorschläge von der Seele zu schreiben. Die letzten Fragen beziehen sich auf allgemeine Angaben, um hier die unterschiedlichen Bedürfnisse nach Alter und Geschlecht auswerten zu können. Bei der Formulierung zu den Anforderungen bei der Arbeit und dem Verhältnis zum Vorgesetzten wurde sich an dem COPSOQ-Fragebogen orientiert. Bei den anderen Fragen wurde sich am WIdO-Fragebogen (Zok, 2010, S. 116 ff.) orientiert, dieser befasst sich mit verschiedenen Indikatoren zu Gesundheit und Krankheit am Arbeitsplatz aus der Sichtweise der Beschäftigten (WIdO, 2019a). Hierbei sollen die körperlichen Belastungen untersucht werden, die Pflegekräfte vorwiegend betreffen und auf deren Arbeit zurückzuführen sind. Außerdem soll hier untersucht werden, ob die physischen Belastungen so extrem sind, dass die Pflegekräfte sich bereits in ärztlicher Behandlung befinden oder befanden. Anschließend werden die Pflegekräfte nach deren Einschätzung gefragt, ob durch einen Wechsel des Arbeitsplatzes oder eine Veränderung der Arbeitsbedingungen die Beschwerden verringert werden könnten. Des Weiteren wird nach der Arbeitsorganisatin gefragt um mögliche Umstrukturierungen in Angriff zu nehmen damit der Leistungsdruck verringert wird. Weitere Fragen zur Arbeitsatmosphäre sowie der Schichtarbeit finden sich im Fragebogen. Allgemein können durch diesen Fragebogen geeignete BGM-Maßnahmen abgeleitet werden, die gezielt auf die Bedürfnisse der Mitarbeiter eingehen.

5 Literaturverzeichnis

AOK-Bundesverband (Hrsg.) (2015). *Führungskräfte sensibilisieren und Gesundheit fördern – Ergebnisse aus dem Projekt „iga.Radar".* iga.Report 29, S. 13.

Bundesministerium für Arbeit und Soziales (2020). *Gefährdungsbeurteilung psychischer Belastung in der betrieblichen Praxis.* Zugriff am 02.08.2020. Verfügbar unter https://www.bmas.de/DE/Themen/Arbeitsschutz/Forschungsdatenbank/BAuA/Gefaehrdun gsbeurteilung_psychischer_Belastung_in_der_betrieblichen_Praxis.html

Bundesanstalt für Arbeitsschutz und Arbeitsmedizin. (2014). *Arbeit in der Pflege - Arbeit am Limit? Arbeitsbedingungen in der Pflegebranche.* Zugriff am 23.07.2020. Verfügbar unter https://www.baua.de/DE/Angebote/Publikationen/Fakten/BIBB-BAuA-10.html

Bundesministerium für Gesundheit (2017). *Die Praxisseiten Pflege.* Zugriff am 22.07.2020. Verfügbar unter https://www.bundesgesundheitsministerium.de/fileadmin/Dateien/5_Publikationen/Pflege/ Praxisseiten_Pflege/BMG_Ordner_gesamt_Screen.pdf

Deutsche Hochschule für Prävention und Gesundheitsmanagement (DHfPG), (2020). *Studienbrief Betriebliches Gesundheitsmanagement I.* Saarbrücken.

Freiburger Forschungsstelle für Arbeitswissenschaften GmbH (FFAW). (2019): *Mitarbeiterbefragung zu psychosozialen Faktoren am Arbeitsplatz.* Zugriff am 06.08.2020. Verfügbar unter https://www.copsoq.de/assets/COPSOQ-Fragebogen-120419- gelb.pdf

Kaminski, M. (2013). *Betriebliches Gesundheitsmanagement für die Praxis. Ein Leitfaden zur systematischen Umsetzung der DIN SPEC 91020.* Wiesbaden: Springer Gabler.

Kiesche, E. (2013). *Betriebliches Gesundheitsmanagement.* Frankfurt am Main: Bund-Verlag.

Kramer, I., Sockoll, I. & Bödeker, W. (2009). *Die Evidenzbasis für betriebliche Gesundheitsförderung und Prävention. Eine Synopse des wissenschaftlichen Kenntnisstandes.* In: B. Badura, H. Schröder & C. Vetter (Hrsg.) Fehlzeiten-Report 2008. Zahlen, Fakten, Analysen aus allen Branchen der Wirtschaft. Betriebliches Gesundheitsmanagement Kosten und Nutzen (S. 65-75). Berlin: Springer.

Kühn, F. (2017). *Bundeszentrale für politische Bildung.* Zugriff am 01.08.2020. Verfügbar unter https://www.bpb.de/politik/innenpolitik/demografischer-wandel/196911/fertilitaet-mortalitaet-migration

Rohmert, W. & Rutenfranz, J. (1975). *Arbeitswissenschaftliche Beurteilung der Belastung und Beanspruchung an unterschiedlichen industriellen Arbeitsplätzen.* Bonn: Bundesministerium für Arbeit und Sozialordnung.

Techniker Krankenkasse (2020). *Gesundes Führen.* Zugriff am 30.07.2020. Verfügbar unter https://www.tk.de/firmenkunden/service/gesund-arbeiten/betriebliche-gesundheitsfoerderung/fuehrung-im-wandel-gesundes-fuehren-2035464

Wissenschaftliches Institut der AOK (WIdO). (2019a). *Mitarbeiterbefragungen.* Zugriff am 05.08.2020. Verfügbar unter https://www.wido.de/forschung-projekte/praevention/mitarbeiterbefragungen/

Wissenschaftliches Insitut der AOK (WIdO). (2019b). *Krankheitsbedingte Fehlzeiten hängen stark vom Beruf ab.* Zugriff am 21.07.2020. *Verfügbar unter* https://www.wido.de/news-events/aktuelles/2019/fehlzeiten-und-beruf/

Zok, K. (2010). *Gesundheitliche Beschwerden und Belastungen am Arbeitsplatz. Er- gebnisse aus Beschäftigtenbefragungen.* Berlin: KomPart.

6 Abbildungsverzeichnis

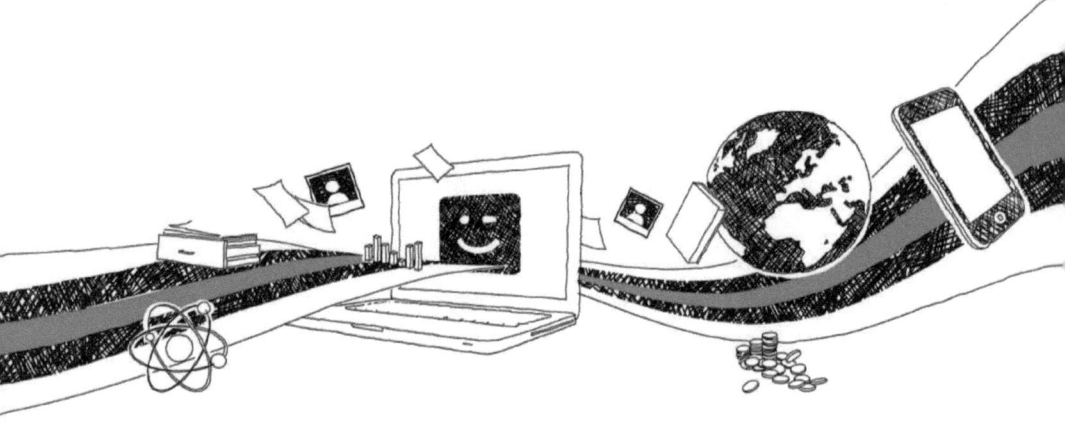
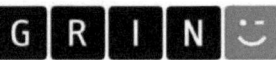